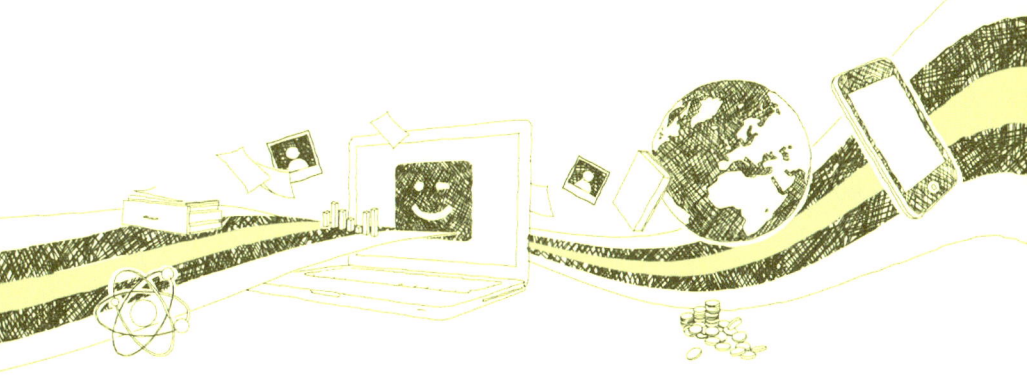
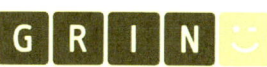

Bibliografische Information der Deutschen Nationalbibliothek:

Die Deutsche Bibliothek verzeichnet diese Publikation in der Deutschen National-
bibliografie; detaillierte bibliografische Daten sind im Internet über http://dnb.d-
nb.de/ abrufbar.

Impressum:

Copyright © 2013 GRIN Verlag, Open Publishing GmbH
Druck und Bindung: Books on Demand GmbH, Norderstedt Germany
ISBN: 978-3-668-03017-6

Dieses Buch bei GRIN:

http://www.grin.com/de/e-book/304679/bulimie-ursachen-und-therapiemoeglich-
keiten

Lisa Hauser

Bulimie. Ursachen und Therapiemöglichkeiten

GRIN Verlag

GRIN - Your knowledge has value

Der GRIN Verlag publiziert seit 1998 wissenschaftliche Arbeiten von Studenten, Hochschullehrern und anderen Akademikern als eBook und gedrucktes Buch. Die Verlagswebsite www.grin.com ist die ideale Plattform zur Veröffentlichung von Hausarbeiten, Abschlussarbeiten, wissenschaftlichen Aufsätzen, Dissertationen und Fachbüchern.

Besuchen Sie uns im Internet:

http://www.grin.com/

http://www.facebook.com/grincom

http://www.twitter.com/grin_com

1. Einleitung

„Lieber sterbe ich schön, als dass ich nochmal dick werde".[1] Vielen Menschen ergeht es wie Amanda Kobler. Sie stehen lange Zeit vor dem Spiegel und betrachten ihren Körper. Der Wille nach perfektem Aussehen drängt sie in eine Essstörung, die zu einer Sucht werden kann. Jedes Gramm mehr an ihrem Körper empfindet der Betroffene als unerträglich. Es ist ein Gefühl des Verloren und Gefangen sein im eigenen Körper. Bulimie Kranke können nur schwer die eigenen Gefühle nach außen tragen, was dazu führt, dass sie sich immer mehr isolieren. Die folgende Arbeit wird sich mit den Ursachen der Bulimie beschäftigen welche sich häufig nur schwer analysieren lassen. Das Zusammenwirken verschiedener Faktoren sorgt für einen Ausbruch dieser gefährlichen Krankheit. Einen Weg aus der Bulimie zu finden gestaltet sich für Betroffene sehr schwer, weil in vielen Fällen der Gang zur Therapie erst Jahre nach Ausbruch der Krankheit erfolgt. Nach einem Bericht der Klinik München erkranken 2-4,5% der 18 bis 35 jährigen Frauen an Bulimie und die Dunkelziffer ist damit sehr hoch.[2] Der Schritt zur Therapie ist oft der letzte verzweifelte Weg aus der Krankheit. Daher werde ich im zweiten Teil der Arbeit auf Therapieansätze und Möglichkeiten eingehen. Hauptaugenmerk liegt dabei auf der Familientherapie, da sie eine der anerkanntesten Therapieformen ist und die größte Erfolgsrate aufweist. Es gibt noch viele andere Behandlungsmöglichkeiten, auf die in dieser Arbeit nicht weiter eingegangen werden soll. Ziel der Arbeit soll es sein, zu verstehen, wieso man eigentlich an Bulimie erkrankt. Ist es der Wunsch nach dem perfekten Aussehen? Oder spielen noch andere Faktoren eine Zentrale Rolle? Dies soll in folgender Arbeit geklärt werden.

---

[1] http://www.zeit.de/wissen/gesundheit/2013-11/essstoerung-bulimie-magersucht[Stand:09.01.2014] S.1.
[2] Vgl.:http://www.kjp.med.uni-muenchen.de/klinik/ess_bulimia.php#3[Stand: 09.01.2014]S.1.

2. Persönlichkeit Bulimie

Außenstehende und nicht Betroffene haben ein ganz bestimmtes Bild im Kopf, wenn sie an Bulimie Erkrankte denken, woran u.a. Medien auch eine gewisse Mitschuld tragen. So werden Bilder von Frauen und Männern, die abgemagert und krank aussehen, gezeigt. Dies entspricht aber nicht der Realität. Meistens sind die Erkrankten normalgewichtig oder sogar übergewichtig. Die von den Medien verbreiteten Bilder sind die Ausnahme und zeigen die Extreme dieser Sucht, die aber nur eine Minderheit darstellen. Trotz unterschiedlicher Persönlichkeit, gibt es Indikatoren und Merkmale, welche fast jeder der Erkrankten aufweist. Die sogenannten individuellen Vulnerabilitätsfaktoren.[3] Man geht davon aus, dass Leute die eine bestimmte Persönlichkeitsstruktur aufweisen, eher an einer Essstörung erkranken als andere. Folgende Indikatoren zeigen die meisten der Erkrankten. Sie verfügen sehr oft nur über ein geringes Selbstbewusstsein und Selbstwertgefühl. Diese Schwäche versuchen sie aber so gut es geht zu verbergen, um keine Ablehnung zu erfahren. Sie besitzen oft kein Vertrauen zu anderen Personen oder zu sich selbst. Dies resultiert meist aus einer frühkindlichen Entwicklungsstörung. Diese werden in nachfolgender Stelle noch genauer analysiert. Ein weiterer häufig auffallender Indikator ist der starke Perfektionismus. Das bedeutet nicht, dass diese Ziele die sich gesetzt werden auch erfüllt werden können. Meist sind es Ziele die nur sehr schwer zu erreichen sind. Erkennen tut man dies schon bei der Vorstellung wie viel Gewicht sie abnehmen wollen. Meist sind es Gewichte die extrem unnatürlich sind. Ein weiterer Faktor ist die falsche Wahrnehmung eigener Gefühle. Sie werden durch Depressionen erzeugt. Betroffene nehmen ihre Umwelt als trostlos wahr und misstrauen ihrem sozialen Umfeld. Geprägt von diesen Gefühlen entsteht dazu meist ein „Schwarz-Weiß-Denken". In vielen Fällen gibt es nur noch gut oder schlecht. Des Weiteren erkranken meist Personen an der Krankheit mit einem narzisstischen Charakter.[4] Sie besitzen den Wunsch nach Anerkennung und ständiger Bewunderung von anderen Personen. Dies möchten die Personen erreichen in dem sie durch Schlankheit, Erfolg und Intelligenz

---

[3] Vgl.:http://web4health.info/de/answers/ed-causes-personality.htm [Stand: 10.01.2014]S.1.
[4] Vgl.:http://www.gestalt.de/wardetzki_bulimie.html[Stand:10.01.2014]S.1.

auf sich aufmerksam machen. Weist eine Person mehr als drei der Verhaltensweisen auf, so steigt das Risiko an Bulimie zu erkranken. Die meisten Bulimiker sind sozial unauffällig und sehr auf ihr Äußeres bedacht. Darum ist es auch sehr schwer für Freunde und Familie diese Krankheit zu erkennen. Das Bestreben der Betroffenen, ihre Krankheit geheim zu halten, meist aus Schamgefühl und Ekel vor sich selbst, verhindert häufig das Bekannt werden bei Freunden oder Familie. Bei dem Versuch die Krankheit zu verstecken, entsteht nicht selten eine soziale Isolierung. Das hat zur Folge, dass sie immer weiter in die Krankheit hinein rutschen und die Kontrolle über ihren Körper verlieren. Es entsteht ein Kreislauf aus der sie immer schwerer herauskommen, je länger sich die Erkrankten darin befinden. Emotionen, wie zum Beispiel Wut, Trauer und Stress scheinen nur durch das Essverhalten gelöst zu werden und werden zur einzigen Möglichkeit, mit den erlebten Gefühlen umzugehen und sich selbst und ihren eigenen Körper spüren.

3. Ursachen

In der Forschung sind die Ursachen dieser psychischen Erkrankung nicht genau definiert und werden stark kontrovers diskutiert. Unstrittig ist allerdings, dass es sich dabei um eine Kombination von körperlichen, seelischen und sozialen Faktoren handelt. Es gibt also keine einzelne alleinige Ursache, sondern immer auf mehrere aufeinander bauende Faktoren die zusammen wirken.[5]

Eine häufige Ursache sind die Familienverhältnisse. In den Familien von Bulimikern findet man oft einen Gesund- und Schlankheitswahn vor, mit sehr idealisiertem Schönheitsbild. Das Erscheinungsbild, der „Körper", spielt eine zentrale Rolle. Innerhalb der Familie wird meist signalisiert, dass die inneren Werte weniger bedeutsam sind und einzig das äußere Erscheinungsbild zählt. Konflikte werden eher vermieden und ausgewichen, anstatt sie offen auszutragen und zu lösen. Junge Betroffene

---

[5] Vgl.:http://www.c-d-k.de/psychotherapie-klinik/Stoerungen/bulimie_ursachen.html[Stand: 10.01.2014]S.1.

beschreiben oft Kontrollen der Eltern. Die Möglichkeit nach einem freien Leben mit eigenständigen Entscheidungen fehlt den Menschen zumeist. Somit „fressen" Bulimiker Wünsche und Gefühle in sich hinein. Für sie ist das Erbrechen die einzige Lösung ihren seelischen Druck aushalten zu können. Das Gefühl der Geborgenheit innerhalb der Familie fehlt dem Erkrankten meist. Sie stehen unter dem ständigen Druck, den Erwartungen der Eltern gerecht zu werden.[6] Einige Familien sind sehr leistungsorientiert und erwartungsvoll gegenüber ihren Kindern. Sie wachsen gut behütet auf und werden auch noch im Jugendalter stark beeinflusst. Dieses macht es für Bulimiker noch schwerer sich später von der Familie zu lösen und eigene Wege zu gehen.[7]

Auch soziale Strukturen können Ursachen für den Weg in die Krankheit sein. Für Bulimiker ist es sehr schwer herauszufinden, wie und wann die Krankheit das erste Mal aufgetreten ist. Fest steht, dass die ersten sexuellen Erfahrungen meist mit einer Diät begonnen haben. Der Trennungsschmerz vom Freund, vor allem dann, wenn der Partner einen verließ, wird mit vermehrter Essensaufnahme ausgeglichen, um die Leere im eigenen Körper wieder zu füllen. Erkrankten fehlt es selbst an Geborgenheit und sozialer Annahme. Streit mit Freunden und Partner führt schnell zum Ende sozialer Beziehungen. Neue Freundschaften werden häufig gemieden, um Konflikten aus dem Weg zu gehen. Grund dafür ist die geringe Konfliktfähigkeit der Betroffenen. Problematisch wird es dann, wenn dass sie sich damit noch weiter in die Isolation begeben. Der einzige „Freund" der ihnen zum Schluss bleibt, ist ihr eigener Körper. Diesem widmen sie sich voll und ganz und wollen ihn zur Perfektion bringen.

Die individuelle Ursache bzw. der persönliche Grund des Einzelnen, weshalb die Krankheit ausbricht, wird durch die individuellen Lebenssituationen der jeweiligen Personen bestimmt. In vielen Fällen gab es schon in der frühkindlichen Phase erhebliche Probleme in der Erziehung des Kindes. Es gibt jedoch keine Studie die beweist, dass dieses Problem nur bei Essgestörten zutrifft. Eher ist es ein Indikator

---

[6] Vgl.:http://www.lebensgeschichten.org/bulimie/ursachen.php[Stand:10.01.2014]S.1.
[7] http://www.btonline.de/krankheiten/essstoerungen/bulimianervosa/bulimie.html[Stand:10.01.2014]

dafür, dass falsche Erziehung im Kindesalter Einfluss auf die Psyche nimmt. Die Fehler in der Erziehung äußern sich später dahingehend, dass Betroffene Probleme haben selbständig zu handeln und eigenständig zu sein. Dazu kommt das sie nicht gelernt haben, ihre Bedürfnisse zu äußern oder Erwartungen bewusst wahr zu nehmen. Diese Erwartungen zu erfüllen im Erwachsenenalter stellt für Bulimiker eine unlösbare Situation dar, die sie kaum bewältigen können. Die bereits erwähnte geringe Konfliktfähigkeit macht es für die Kranken fast unmöglich sich durchzusetzen. Um diesen Dauerzustand zu ertragen wird meist nach einem anderen Ersatz gesucht, die Gefühlswelt wieder in Ordnung zu bringen. Im Fall der Bulimie sprechen wir vom Essen. Bei anderen Suchterkrankungen wie dem Alkoholismus sind Parallelen in der frühkindlichen Erziehung zu finden.

Die soziokulturellen Ursachen wurden vor allem durch die Modeindustrie und die Medien geprägt, die dazu beigetragen haben, dass eine dünne Figur mit Attributen wie Erfolg, Schönheit, Reichtum und Glück in Verbindung gebracht wird.[8] Dies trifft vor allem bei Frauen zu. Sie fühlen sich einem verstärkten Gesellschaftlichen, sexuellen und beruflichen Druck ausgesetzt. Dies geschah durch die Emanzipation und den gesellschaftlichen, sexuellen und beruflichen Erwartungen der Frau im Laufe unserer Geschichte. Das Risiko an Essstörungen zu erkranken ist vor allem bei Personengruppen erhöht, die in Diäten und Gewichtskontrolle eine berufliche Notwendigkeit sehen. Der Effekt wird durch das immer mehr von Konkurrenz geprägte Umfeld verstärkt. Dicke Menschen und Kinder werden ausgegrenzt oder gar gemobbt, da sie nicht dem Bild entsprechen. So Frau, möchten sich mit den Werbemodels messen, obwohl diese Bilder nicht mal der Realität entsprechen und digital bearbeitet und geschönt werden. Gerade Jugendlichen ist es nicht immer klar, dass sich hinter den vermeidlich makellosen Models nur Fotobearbeitungen verbergen. Sie nehmen sich dünne Models als Vorbild und hungern sich in den Tod. Die Vielzahl der Diätprodukte und die Werbung hierfür in den Medien ist in den letzten Jahren stark gestiegen. Alle suggerieren ein vermeintliches Gewichtsproblem und zeigen dabei schlanke Ideale mit

---

[8] http://www.klinikum.uni-muenchen.de/Campus-fuer-Alten-und-
Krankenpflege/download/inhalt/Psychologie/Bulimie.pdf [Stand:10.01.2014]

dem Versprechen solch eine Schönheit und Traumkörper zu erreichen.[9] Davon profitieren natürlich die Hersteller Unternehmen der Produkte, die Verlierer aber sind oft die Menschen, die diesem Ideal Glauben schenken und sich diesem völlig hingeben und danach streben. Das starke Bedürfnis nach Schlankheit und Anerkennung in der Gesellschaft lässt viele in eine Essstörung tappen ohne dass sie es merken.

Mit der Entstehung des Internets wurde es auch leichter Menschen zu beeinflussen. So ist es auch mit den „Pro Mia"- Seiten. „Pro Mia" steht für „ Pro Bulimie".[10] Es handelt sich dabei um einen Zusammenschluss von Männern und Frauen, die sich gegenseitig motivieren noch mehr abzunehmen. Dabei geben sie sich regelmäßig Tipps, wie sie richtig erbrechen und dünner werden. Ein falscher Klick im Internet und Jugendliche geraten schnell in den Teufelskreis der Bulimie. Mittlerweile gibt es zwar ein Gesetz das „Pro Mia"- Seiten verbietet, jedoch gibt es so viele von ihnen, dass sie kaum noch zu kontrollieren sind. Auch auf Seiten der sozialen Netzwerke, wie z.B. Facebook, findet man diese Gruppen. Das Gefährliche an „Pro Mia" ist, das gerade Jugendliche die aus zerrüttenden Familienverhältnissen kommen zum ersten Mal Anerkennung erleben. Hier finden sie eine„Ersatzfamilien" und Zufluchtsmöglichkeiten.[11] Somit machen sie sich psychisch abhängig von diesen Seiten. Sie wollen um jeden Preis weiter dazu gehören und somit magern sie sich immer weiter ab. Die Verlustangst und die Befürchtung allein zu sein treibt sie immer weiter in die Krankheit hinein und erschwert es Therapeuten Bulimiker aus ihren Kreislauf zu befreien.

Wie bei jeder Essstörung, vermuten Wissenschaftler auch biologische Ursachen für die Erkrankung. Jedoch sind die Ergebnisse der Erforschung über mögliche genetische Ursachen der Bulimie noch nicht soweit vorangeschritten wie die Forschung über die Ursachen der Magersucht. Dennoch haben neueste Methoden der Molekulargenetik bestätigt, dass ein bestimmtes Gen in unserem Körper für die Appetitanregung

---

[9] http://www.nw.schule.de/mh/luisegym/ew_projekte/ess_stoerungen/jung/4.pdf [Stand:10.01.2014]
[10] Vgl.:http://kompakt.fsm.de/p/pro-ana-und-pro-mia-verherrlichung-von-essstoerungen-im-internet [Stand:10.01.2014]
[11] Vgl.:Tödliche Mode: Magersucht im Internet. Wie Web-Foren Essstörungen zusätzlich fördern – Eine Betroffene erzählt von ihrem Leidensweg. In: Augsburger Allgemeine, 11.09.2006.

zuständig ist. Dabei wurde herausgefunden, dass die erkrankten häufiger einen reduzierten Spiegel von Nerven-Botenstoffen (Serotonin) im Gehirn haben. Diese Botenstoffe haben Einfluss auf das Sättigungsgefühl/Appetitregulation und die emotionale Befindlichkeit. Ähnlich wie bei den Magersuchtstudien, wurden mit bulimischen Zwillingspaaren Studien entwickelt. Es wurde, genauso wie bei den Magersüchtigen, herausgefunden, dass die Wahrscheinlichkeit bei 50% liegt, wenn der eine Zwilling an Bulimie leidet, dass auch der andere erkrankt oder bereits erkrankt ist.[12] Man muss aber davon ausgehen, dass sie nicht als einzige Ursache zu einer Essstörung führen.

4.   Folgen

Die Folgen der Bulimie für Körper und Geist sind medizinisch mehr als Bedenklich. Je nach Schweregrad der Krankheit können Folgeschäden auftreten. Dabei stellt das ständige Erbrechen das größte Problem dar. Die häufigsten Schäden sind Sodbrennen und Entzündung der Speiseröhre. Auch die Luftröhre, wie bei Amanda Kobler, kann sich durch das häufige Erbrechen entzünden und vermehrt zu Atemnot führen.[13] Im schlimmsten Fall entstehen sogar chronische Entzündungen. Schuld daran ist die Magensäure die die Röhren angreift. Auch der Magen und die Zähne werden in Mitleidenschaft gezogen. Eine Mischung aus Depressionen und Erkrankungen des Magens führen oft zu Magengeschwüren. Es kann zum Magenwanddurchbruch und inneren Blutungen kommen. Auch durch übermäßiges Essen besteht die Gefahr dieses Krankheitsbildes. So stellt nicht nur das Erbrechen eine Gefahr dar, sondern auch die vorangehende „Fressattacke". Bulimie Erkrankte nehmen oft Medikamente wie Abführmittel, welche zu Verdauungsstörungen führen. Wird neben den Essanfällen nicht ausreichend viel Nahrung zu sich genommen, kommen Mangelerscheinungen hinzu, wie zum Beispiel Vitamin-, Eisen- oder Magnesiummangel. Auch der Hormonhaushalt des Körpers kommt aus dem Gleichgewicht und es entstehen Hormonstörungen. Diese sind vergleichbar mit den Folgen der Magersucht.

---

[12]Vgl. http://web4health.info/de/answers/ed-causes-genetics.htm[Stand:10.01.2014]
[13] Vgl. Julia Völker http://www.zeit.de/wissen/gesundheit/2013-11/essstoerung-bulimie-magersucht, 2013, S.1.[Stand:8.10.2014]

Zu den körperlichen Folgen kommen meist noch psychische Probleme wie Depressionen und Angstzustände. Diese können auf Grund der Mangelerscheinungen entstehen oder sie werden durch diese noch weiter verstärkt. Es ist nicht selten, dass Betroffene keinen Ausweg mehr aus ihrer Krankheit finden und Suizid Gedanken haben.[14][15]

5. Therapie

Grundsätzlich sind die Heilungschancen bei der Bulimie nervosa sehr gut. In etwa 50 Prozent der Bulimie werden nach einem durchschnittlichen Behandlungszeitraum von ein bis drei Jahren als geheilt angesehen. Da jedoch eine sehr hohe Dunkelziffer bei der Bulimie vermutet wird, ist die Adäquatheit der therapeutischen Versorgung unklar. Interdisziplinäre Forschungen ergaben, dass multimodale aufgebaute Psychotherapie bei der Bulimie vor allem drei Ziele implementieren soll, ähnlich der anorektischen Therapieansätze, die zeitlich aufeinander aufbauen. Bei der Therapie von Bulimie ist es schwierig einen Ausgleich zwischen psychischen und den physischen Problemen zu schaffen. Dabei darf die Ursache für die Sucht nicht außer Acht gelassen werden. Therapien sollen dazu beitragen, eigene Gefühle und Grenzen kennen zu lernen und zu zulassen. Ziel soll sein, den eigenen Körper zu akzeptieren und Bedürfnisse nicht mehr durch Erbrechen auszudrücken. Gezahlt werden von der Krankenkasse meist nur zwei Therapieformen. Das sind die Verhaltenstherapie und die psychoanalytische Psychotherapie. Die Nutzung anderer sehr wirkungsvoller Therapien ist für Erkrankte daher sehr schwer bis unmöglich.

Die Psychoanalyse geht davon aus, dass unbewusste und unbewältigte Konflikte der Kindheit die Ursache der Bulimie sind. Dabei gehen die Therapeuten meist durch Gespräche tief in die Psyche und Vergangenheit des Betroffenen zurück. Oftmals werden sogar Träume analysiert, um die genaueren Ursachen zu erforschen. Ziel ist es die Vergangenheit aufzudecken und innere Konflikte zu lösen. Dabei ist eine gute Beziehung zwischen Patient und Therapeut wichtig. Kritik dieser Therapie ist es jedoch,

---

[14] Vgl.: Bundeszentrale für gesundheitliche Aufklärung (BZgA): Essstörungen…was ist das?. 2004, S.19
[15] Vgl.: http://arbeitsblaetter.stangl-taller.at/SUCHT/Essstoerungen.shtml [Stand :12.01.2014]

dass die Suchtsymptome außer Acht gelassen werden, weil man davon ausgeht, dass die Symptome nach der Therapie von alleine verschwinden, weil ja Ursache und Verhaltensmuster erkannt wurden. [16][17]

Bei der Verhaltenstherapie ist die Psychoanalyse weniger zeitaufwendig. Ziel der Therapie soll sein, alte Verhaltensmuster zu erkennen und sich neue anzueignen. Im laufe der Therapie werden neue Verhaltensweisen und Strategien erlernt. Erst nach Stabilisierung der Psyche und des Körpers werden Forschungen über die Ursache der Bulimie betrieben. [18][19][20]

Die Gesprächspsychotherapie beschäftigt sich, anders als in der Psychoanalyse, mit den aktuellen Problemen der Betroffenen. Dabei versucht der Therapeut den Patienten zu imitieren. Ziel ist es, dass der Erkrankte sein falsches Verhalten erkennt und eigenständig verbessert.[21]

Bei der Gruppentherapie treffen mehrere Bulimiker aufeinander. Ziel der Therapie ist es, Erfahrungen und Gefühle miteinander auszutauschen. In Form von Massagen und speziellen Übungen soll das richtige Gefühl für den eigenen Körper wieder hergestellt werden. Dennoch wird diese Therapieform als relativ kritisch angesehen, da gerade Bulimiker dazu neigen sich mit anderen Personen zu vergleichen. Somit kommt es nicht selten vor das ein Konkurrenzverhalten untereinander entsteht. Da dies vermieden werden soll, wird oft eine Mischung aus Psychoanalyse, Verhaltenstherapie und Gruppentherapie angeboten.[22][23][24]

Eine sehr wirkungsvolle Therapie ist die Familientherapie. Im Unterschied zu Familien mit anorektischen Patienten werden in Familien mit Bulimie oft intensive und offene

[16] Vgl.: http://arbeitsblaetter.stangl-taller.at/SUCHT/EssstoerungenTherapie.shtml [Stand: 12.01.2014]
[17] Bundeszentrale für gesundheitliche Aufklärung (BZgA): Essstörungen…was ist das?. 2004,S. 24-25
[18] Vgl.: http://arbeitsblaetter.stangl-taller.at/SUCHT/Bulimie.shtml [Stand: 12.01.2014]
[19] Vgl.: http://arbeitsblaetter.stangl-taller.at/SUCHT/EssstoerungenTherapie.shtml [Stand: 12.01.2014]
[20] Vgl.: http://www.familienhandbuch.de/cmain/f_aktuelles/a_gesundheit/s_1771.html [Stand: 27.01.2014]
[21] Vgl.: http://arbeitsblaetter.stangl-taller.at/SUCHT/EssstoerungenTherapie.shtml [Stand: 12.01.2014]
[22] Vgl.: http://arbeitsblaetter.stangl-taller.at/SUCHT/EssstoerungenTherapie.shtml [Stand: 12.01.2014]
[23] Vgl.: http://www.magersucht-online.de/betroffene/information/hilfe.htm [Stand: 12.01.2014]
[24] Vgl.: Bundeszentrale für gesundheitliche Aufklärung (BZgA): Essstörungen…was ist das?. 2004, S.25

Familienkonflikte ausgetragen. Aggressive verbale Auseinandersetzungen führen zu familiären Zerwürfnissen, Kontaktabbrüchen, Trennungen und / oder Scheidungen. In diesen Familien fehlen häufig die Wärme und die gegenseitige freudige Interaktion zwischen Eltern und Kind sowie zwischen den Geschwistern. Ein impulsiver Stil ist in den Familien bulimischer Patienten zu beobachten. Da vor allem Männer zu impulsiven Handlungen neigen und die Vater- Tochter- Beziehung sehr bedeutsam ist, neigen auch hier gerade junge Frauen zur Bulimie. Der impulsive Stil innerhalb der Familie ist bei vielen Patienten zu beobachten. Eine familientherapeutische Behandlung impliziert, dass der Patient und deren Familie die Möglichkeit hat, das gestörte familiäre Beziehungsgeflecht zu verändern und eine neue Chance der Beziehungsgestaltung gegeben wird. Unterschiedliche Familiendynamiken tragen zu differenzierten phasentypischen Behandlungsabläufen in der Familientherapie von Essgestörten Menschen bei. Drei typische Phasen umfasst die Familientherapie. Zu Beginn steht die Stabilisierungsphase, welche eine Festlegung des Rahmens in der Therapie bestimmt. Dabei wird zuerst ein psychodynamisches Einzelinterview mit dem Patienten getätigt. Es geht darum heraus zu finden, wo die Probleme des Patienten liegen und welche Themen in der Familientherapie besprochen werden müssen. In Folge dessen gibt es eine Beratungsphase zur Stabilisierung des Essverhaltens. Die zweite Phase ist die sogenannte Konfliktlösungsphase. Sie bearbeitet die familiendynamischen Muster und beschäftigt sich mit der Rolle und Hypothesen der Familie. Dabei wird im Familiengespräch auf folgende Fragen eingegangen:

- Wie wurde mit der Bulimie zu Hause umgegangen?
- Wer hat die Bulimie zuerst bemerkt?
- Was sind die Hypothesen der Familie?
- Welche Rollen spielen Essen, Gewicht, Diäten, Aussehen in der Familie?
- Was sind mögliche Auslöser für die Bulimie?

In der letzten Phase, der Reifungsphase, erfährt die Familie eine Stärkung der Autonomie. Oft kommt es dabei zur Verarbeitung von Trauerprozessen und Versöhnungen in der Familie. Zum Schluss kommt es noch einmal zu einer weiteren Einzeltherapie. Dort wird dem Patienten beigebracht wie er sich gegen Konflikte zur Wehr setzen kann.

Bei den anerkannten Therapieschulen wird bei der bulimischen Essstörung die Pathologie verstärkt auf die Notwendigkeit von Körperwahrnehmung, also der Arbeit am und mit dem Körper, als Heilungspotential hingewiesen.[25][26]

6. Fazit

Ausgehend von dem gestellten Ziel meiner Arbeit kann festgestellt werden, dass die Ursachen der Bulimie sehr tiefgründig sind. Dabei handelt es sich nicht einzig und allein um ein gutes Aussehen sondern um eine psychische Krankheit. Die Ursachen liegen dabei in der Familienstruktur, Genetik und in unserem gesellschaftlichen Wandel. Auch technische Entwicklungen wie das Internet tragen dazu bei an Bulimie zu erkranken. Der Austausch von Informationen und Illustration machen dies möglich. Zwar gibt es Mittlerweile Therapien gegen die Bulimie doch eine richtige Lösung der Probleme gibt es noch nicht. Dabei bedarf es wohl aber noch Aufklärung in der Ursachenforschung.

---

[25] Vgl.: http://arbeitsblaetter.stangl-taller.at/SUCHT/EssstoerungenTherapie.shtml [Stand: 12.01.2014]
[26] Vgl.: http://www.familienhandbuch.de/cmain/f_aktuelles/a_gesundheit/s_1771.html [Stand: 27.01.2014]

7. Literaturverzeichnis

Andreas Schnebel, P. B. (2000). Sprechstunde Bulimie.

Brunna Tuschen-Caffier, I. F. (2002). Teufelskreis Bulimie: Ein Manual zur psychologischen Therapie.

Corinna Jacobi, T. P. (2004). Essstörungen.

G,Reich. (2003). Familienbeziehungen von Patientinnen mit Bulimia nervosa: Eine Vergleichs-Studie zu Patientinnen mit Anorexia nervosa und einer nicht-eßgestörten Kontrolltruppe. sanger.

N,Schuster. (2011). Wenn Essen Angst macht: Essstörungen - Fakten, Geschichten und Hilfen.

Rolf Meermann, E. J. (2006). Essstörungen: Anorexie und Bulimie: Ein kognitiv-verhaltenstherapeutischer Leitfaden für Therapeuten. Störungsspezifische Psychotherapie mit CD-ROM für Arbeitsmaterialien.

Silja Vocks, T. L. (2005). Körperbildtherapie bei Anorexia und Bulimia Nervosa: Ein kognitiv-verhaltenstherapeutisches Behandlungsprogramm.

Sipos, Valerija. & Schweiger, Ulrich (2003): „Psychologische Therapie von Essstörungen".

URL:http://www.familienhandbuch.de/cmain/f_aktuelles/a_gesundheit/s_1771.html [Stand:27.01.2014].

Tanja Legenbauer, S. V. (2005). Manual der kognitiven Verhaltenstherapie bei Anorexie und Bulimie: Mit Arbeitsmaterialien auf CD-ROM.

C,Thies. (1998). Bulimie als soziokulturelles Phänomen. Konsequenzen für Theorie und Praxis.

Internetadressen:

http://www.netdoktor.de/Krankheiten/Essstoerungen/[Stand:10.01.2014].

http://arbeitsblaetter.stangl-taller.at/SUCHT/Bulimie.shtml[Stand:12.01.2014].

http://www.familienhandbuch.de/cmain/f_aktuelles/a_gesundheit/s_1771.html[Stand:27.01.2014].

http://www.zeit.de/wissen/gesundheit/2013-11/essstoerung-bulimie-magersucht[Stand:09.01.2014] S.1.

http://www.kjp.med.uni-muenchen.de/klinik/ess_bulimia.php#3[Stand: 09.01.2014]S.1.

http://web4health.info/de/answers/ed-causes-personality.htm [Stand: 10.01.2014] S.1.

http://www.gestalt.de/wardetzki_bulimie.html[Stand:10.01.2014]S.1.

http://www.c-d-k.de/psychotherapie-klinik/Stoerungen/bulimie_ursachen.html[Stand: 10.01.2014]S.1.

http://www.lebensgeschichten.org/bulimie/ursachen.php[Stand:10.01.2014]S.1.

http://kompakt.fsm.de/p/pro-ana-und-pro-mia-verherrlichung-von-essstoerungen-im-internet
[Stand:10.01.2014].

http://www.btonline.de/krankheiten/essstoerungen/bulimianervosa/bulimie.html[Stand:10.01.2014].

http://www.klinikum.uni-muenchen.de/Campus-fuer-Alten-und-
Krankenpflege/download/inhalt/Psychologie/Bulimie.pdf [Stand:10.01.2014].

http://www.nw.schule.de/mh/luisegym/ew_projekte/ess_stoerungen/jung/4.pdf
[Stand:10.01.2014].
http://arbeitsblaetter.stangl-taller.at/SUCHT/EssstoerungenTherapie.shtml [Stand :12.01.2014].

Zeitungsartikel:

Tödliche Mode: Magersucht im Internet. Wie Web-Foren Essstörungen zusätzlich fördern –
Eine Betroffene erzählt von ihrem Leidensweg. In: Augsburger Allgemeine, 11.09.2006.

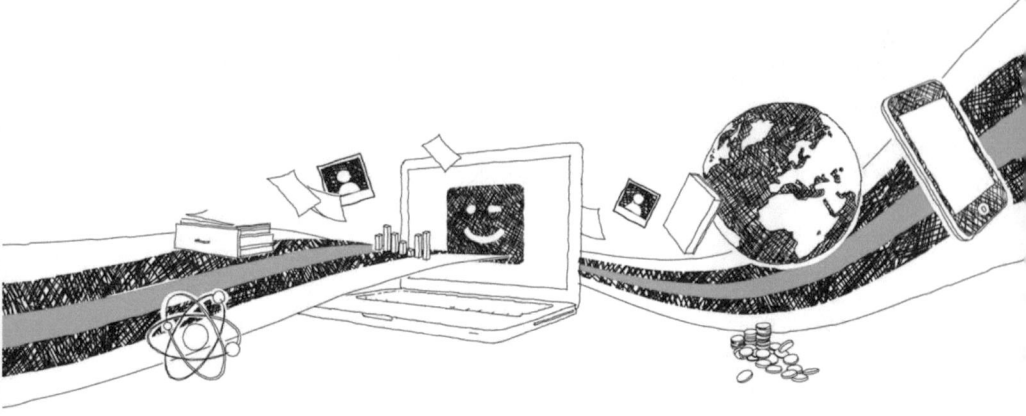
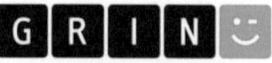